NOUVEAU FORCEPS

APPROUVÉ PAR

L'ACADÉMIE ROYALE DE MÉDECINE DE PARIS,

ET DESTINÉ

A ÉVITER LE DÉCROISEMENT DES BRANCHES,

PAR

D. TARSITANI,

Docteur en médecine et en chirurgie, élève des hôpitaux de Paris,
membre de l'Académie des aspirants naturalistes de Naples, de la Société française de statistique universelle, de l'Académie de l'industrie française, etc.

.... Laus magna tibi tribuetur, in uno
Corpore servato restituisse duos.
TIBULLUS, lib. IV, eleg. IV.

Avec deux planches lithographiées.

PARIS,

CHEZ FORTIN, MASSON ET CIE, LIBRAIRES,

PLACE DE L'ÉCOLE-DE-MÉDECINE, 1.

MÊME MAISON, CHEZ L. MICHELSEN, A LEIPZIG.

1844.

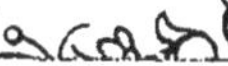

NOUVEAU FORCEPS

APPROUVÉ PAR

L'ACADÉMIE ROYALE DE MÉDECINE DE PARIS,

ET DESTINÉ

A ÉVITER LE DÉCROISEMENT DES BRANCHES,

PAR

D. TARSITANI,

Docteur en médecine et en chirurgie, élève des hôpitaux de Paris, membre de l'Académie des aspirants naturalistes de Naples, de la Société française de statistique universelle, de l'Académie de l'industrie française, etc.

.... Laus magna tibi tribuetur, in uno
Corpore servato restituisse duos.
TIBULLUS, lib. IV, eleg. IV.

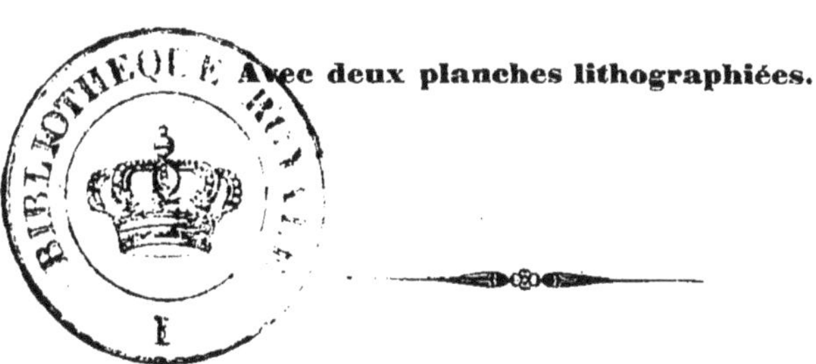

Avec deux planches lithographiées.

PARIS,

CHEZ FORTIN, MASSON ET Cie, LIBRAIRES,

PLACE DE L'ÉCOLE-DE-MÉDECINE, 1.

MÊME MAISON, CHEZ L. MICHELSEN, A LEIPZIG.

1844.

À SON EXCELLENCE

M. LE DUC DE SERRACAPRIOLA,

AMBASSADEUR EXTRAORDINAIRE DE S. M. SICILIENNE

PRÈS S. M. LE ROI DES FRANÇAIS,

Faible témoignage de profond respect et de dévouement sincère.

D. TARSITANI.

AVERTISSEMENT.

Le forceps est, sans contredit, de tous les instruments qui doivent composer l'arsenal d'un accoucheur, celui dont il se sert le plus fréquemment pour sauver, dans des circonstances fâcheuses, la mère et l'enfant. Ma pratique de plusieurs années, tant en France qu'en Italie, m'ayant mis à même de reconnaître les inconvénients attachés à l'usage de cet instrument, j'ai cherché à les éviter en le perfectionnant. Je me propose de publier un travail complet sur mon forceps et sur tout ce qui concerne son application dans la pratique des accouchements; j'essaierai alors d'apprécier cet instrument à sa juste valeur, et d'indiquer d'une manière précise et détaillée les règles que les fabricants doivent suivre dans sa construction. J'en parlerai donc pour le moment le plus brièvement possible, sans toutefois rien omettre d'essentiel. L'opuscule qui suit a été présenté, ainsi que le forceps, à l'Académie royale de médecine de Paris, dans la séance du 14 novembre 1843 (*Bulletin de l'Académie royale de médecine*, p. 185, Paris, 1845); et plusieurs journaux français de médecine et de chirurgie en ont donné des extraits (*Archives générales de médecine*, mai 1844, Paris; *Gazette médicale*, p. 262, Paris, 1844; *Gazette des hôpitaux*, p. 185, Paris, 1845, etc.). Le travail et l'instrument ont été l'objet d'un rapport très favorable fait par M. Capuron à cette académie, dans la séance du 16 avril 1844, et dont voici les conclusions: « 1° Écrire une lettre de re- » merciements et d'éloges à M. le docteur Tarsitani; » 2° placer son nom sur la liste des candidats au titre » de membre correspondant. » (*Bulletin de l'Académie royale de médecine*, avril 1844, Paris.)

NOUVEAU FORCEPS

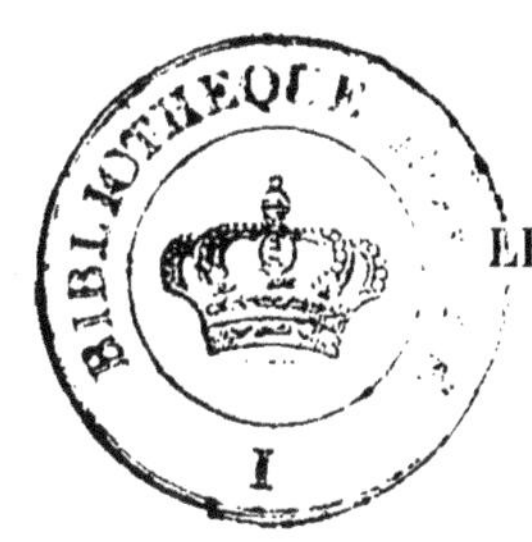

DESTINÉ A ÉVITER LE DÉCROISEMENT DES BRANCHES.

Les accoucheurs ont reconnu par l'expérience que le décroisement des branches du forceps, nécessité par la mauvaise position de ces branches, n'est pas tout-à-fait aussi innocent qu'on a bien voulu le prétendre, et qu'il peut, au contraire, causer des lésions traumatiques funestes à la mère et à l'enfant. Aussi presque tous ont proscrit cette manœuvre; et, contrairement au conseil donné, notamment par madame Lachapelle, de placer d'abord la branche qui doit être en avant (1), ils ont posé comme règle générale d'introduire toujours la branche gauche ou à pivot la première, afin que la droite ou à mortaise vînt facilement s'articuler sur elle. En effet, si la simple application du forceps peut occasionner des contusions, des ecchymoses, la paralysie faciale signalée par M. le professeur Paul Dubois et par M. le docteur Landouzy (2), l'enfoncement ou la fracture de quelques os du crâne, etc., combien, à plus forte raison, ces accidents ne peuvent-ils pas en résulter, lorsqu'on est *forcé* d'avoir recours au décroisement? En outre, dans les

(1) *Pratique des accouchements*, tome I. Paris, 1825.

(2) *Essai sur l'hémiplégie faciale chez les enfants nouveau-nés.* Thèse de Paris, août 1839.

cas où il faut se servir du forceps quand la tête est encore au-dessus du détroit supérieur, ou dans l'excavation du bassin, si l'on est *obligé*, dans ces circonstances, d'opérer le décroisement, les déchirures, soit du col utérin, soit du vagin, soit du périnée, sont alors bien plus à craindre par suite de cette manœuvre, à cause du tiraillement transversal qu'éprouvent ces parties. On comprend sans peine que tout cela peut arriver encore plus facilement quand le volume ou la position de la tête du fœtus est dans un rapport défavorable avec les diamètres du bassin, ou lorsqu'il y a rétrécissement du bassin lui-même.

Il est vrai de dire que si l'on peut souvent éviter de blesser la mère et l'enfant, en introduisant la branche femelle après la branche mâle, il est des cas où l'accoucheur est *forcé* de violer ce précepte, comme cela a lieu dans certaines positions diagonales de l'extrémité céphalique (1), et dans toutes celles, assez fréquentes, où la tête du fœtus est disposée de telle manière qu'il est impossible d'introduire la branche mâle la première, à cause de difficultés dont on ne se rend pas parfaitement compte. Il faut, dans ces cas, avoir nécessairement recours au décroisement. Cette pratique est généralement suivie aujourd'hui. M. Capuron signale encore les cas dans lesquels, par inadvertance ou par oubli des règles relatives à l'application du forceps, cet instrument a été appliqué de manière que la branche femelle se trouve placée au-dessous ou en arrière de la branche mâle (2).

(1) Madame Lachapelle, *ouvrage cité*. — Cazeaux, *Traité théorique et pratique de l'art des accouchements*, p. 733 et suiv. Paris, 1841. — Chailly, *Traité pratique de l'art des accouchements*, p. 447 et suiv. Paris, 1842.

(2) *Bulletin de l'Académie royale de médecine*, p. 1137. Paris, 1843.

D'après les idées imparfaites et grossières données sur le forceps, en 1672, par Chamberlin et ses deux fils, on a fait subir à cet instrument une foule de modifications, dont la plupart ne sont pas d'un grand intérêt. On pourrait dire que chaque accoucheur a voulu avoir son forceps en faisant une correction peu importante, ou tout-à-fait inutile, quelquefois même nuisible, correction proposée sans but déterminé, et pour la vaine gloire de pouvoir avancer quelque chose de nouveau. La seule innovation qui ait fixé l'attention des accoucheurs, et qui rende le forceps précieux aux yeux de tous les praticiens, a été faite par Levret et Smellie, qui, en 1751 et 1752, ont courbé les cuillers de manière à les adapter à la forme de la partie à extraire et de celles qu'il faut traverser. L'augmentation de longueur des cuillers, faite d'abord, en 1733, par Dusée, chirurgien-accoucheur à Paris, et portée, en 1735, par Chapman, accoucheur anglais, jusqu'à neuf pouces, fut encore assez importante, puisqu'elle fournit, en 1769, au précurseur et au maître de Baudelocque, Solayrès de Renhac, accoucheur français, l'occasion de mettre en pratique, pour la première fois, l'heureuse idée de Smellie, en appliquant le forceps au-dessus du détroit supérieur (1). Quant au reste, l'histoire de la mécanique obstétricale n'offre que de nombreuses et presque insignifiantes modifications apportées aux manches ou à l'articulation.

Mais tous ces forceps présentaient l'inconvénient majeur d'obliger à décroiser les branches pour les articuler facilement, lorsqu'on avait introduit la branche femelle avant la branche mâle. Il n'y avait qu'un seul moyen d'éviter cette manœuvre, c'était d'imaginer un forceps

(1) Baudelocque, *Art des accouchements*, t. II, p. 29, 4e édit. Paris.

dont les branches pussent toujours s'articuler avec facilité, quelle que fût celle introduite la première. Ce problème a occupé vivement l'attention des accoucheurs et exercé la sagacité des fabricants d'instruments de chirurgie, qui ont fait, surtout dans ces derniers temps, tous leurs efforts pour le résoudre. Mais chaque essai, après avoir laissé un instant entrevoir le succès, n'a abouti en définitive qu'à une déception. On croirait difficilement que, dans plus d'une centaine d'espèces de forceps connues dans la science (1), il ne s'en trouve qu'une seule modifiée dans le but d'éviter le décroisement: c'est celle présentée dernièrement par M. le docteur Tureaud, de la Nouvelle-Orléans, à l'Académie royale de médecine de Paris, dans sa séance du 20 juin 1843. Mais ce forceps offre des imperfections, dont quelques unes n'ont pas été dissimulées par son inventeur lui-même (2), et ont été aussi constatées par M. Capuron, chargé à cette époque d'examiner l'instrument et de faire le rapport (3).

(1) Rist, *Essai historique et critique sur le forceps;* thèse de Strasbourg, décembre 1818. Cette dissertation, qui n'est en partie qu'une traduction abrégée de l'ouvrage de Mulder, accoucheur hollandais, comprend tous les détails désirables sur les nombreuses espèces de forceps, depuis leur origine, tant sur les espèces mentionnées par Mulder, que sur celles oubliées par cet accoucheur et par Schlegel son traducteur, et sur celles inventées depuis; c'est-à-dire de 1798 jusqu'en 1818. (Mulder, *Historia litteraria et critica forcipum et vectium obstetriciorum;* Leyde, 1794, in-8°, fig. — Traduit en allemand, avec des additions, sous ce titre: *Joh. Mulder, etc. Litterärische und Kritische Geschichte der Zangen und Hebel, etc.;* von Joh. Willh. Schlegel. Leipzig, 1798, in-8°, mit Kpf. und Tab.) On pourra consulter encore quelques brochures et journaux de médecine d'une date plus récente qui contiennent la description des forceps inventés depuis la publication de la thèse de Rist.

(2) *Archives générales de médecine*, p. 467, avril 1843. Paris.

(3) *Bulletin de l'Académie royale de médecine*, p. 1138. Paris, 1843.

Voici du reste en peu de mots en quoi consiste le forceps de M. Tureaud. Chacune des branches est mâle et femelle tout à la fois, et offre par conséquent un pivot et une mortaise qui sont séparés l'un de l'autre par plus de 5 centimètres (21 lignes et demie). Ce mode de double articulation fait que la branche placée au-dessus ou en avant de l'autre est toujours femelle, et s'articule facilement avec la branche mâle : ainsi, si les deux branches sont réunies par l'articulation la plus voisine des cuillers, que l'auteur appelle *première articulation*, la branche mâle sera représentée par la branche gauche; si l'on se sert, au contraire, de l'articulation la plus rapprochée des crochets, à laquelle il donne le nom de *seconde articulation*, la branche gauche sera femelle.

Ces deux articulations alternatives et assez distantes l'une de l'autre rendent d'abord le forceps en question très difforme; en outre, la première peut blesser la femme, surtout aux parties génitales externes, et doit rendre difficile l'application de l'instrument dans les cas où il faut l'employer profondément avant que la tête du fœtus ait franchi le détroit supérieur. De plus, le grand et le petit diamètre des cuillers sont alors diminués d'un centimètre (4 lignes et demie), et si l'on suppose placée entre elles une tête ordinaire de fœtus, l'écartement des manches près des crochets est de 12 centimètres (4 pouces et 4 lignes), et de 8 (3 pouces environ) vers leur milieu; ce qui oblige à les entourer d'une serviette ou d'un mouchoir pour faciliter l'opération. Je crois que tous ces inconvénients ont empêché de préférer ce forceps à l'ancien, et je ne sache pas qu'il ait été employé jusqu'à ce jour.

Jaloux cependant des progrès de l'art des accouchements et des manœuvres obstétricales, je ne me suis pas laissé décourager par toutes ces tentatives infructueuses. Après un grand nombre d'essais faits avec des métaux que je pouvais façonner aisément moi-même, je suis arrivé à résoudre d'une manière applicable à la pratique ce problème d'obstétrique, savoir, de faire éviter, sans aucune complication mécanique, le décroisement des branches dans tous les cas d'accouchements où il a été jusqu'à présent inévitable : de sorte que je crois pouvoir maintenant poser comme règle générale, qu'*il est toujours indifférent d'introduire la première l'une ou l'autre des branches, et si l'application de la branche introduite d'abord gênait l'introduction de la seconde, on pourrait, comme ont coutume de le faire presque tous les accoucheurs, retirer celle-là pour faire place à celle-ci, sans que cette manœuvre nécessitât le décroisement.* Ces avantages sont dus à un nouveau système de construction du forceps, qui permet d'articuler toujours avec facilité et sans aucun dérangement les deux branches, quelle que soit d'ailleurs celle qui ait été introduite la première.

Le forceps que je propose (1) est le même que celui qu'on emploie le plus ordinairement dans la pratique obstétricale ; c'est-à-dire celui de Levret ou de Baudelocque, modifié par Antoine Dubois, le seul en usage à l'hospice de la Maternité ou Maison d'accouchements de Paris, et à la Clinique des accouchements de cette ville. Il présente la même longueur, les mêmes courbures, le même mode d'articulation, et la donnée que l'une des branches doit être mâle et l'autre femelle y est religieu-

(1) Ce forceps a été construit, d'après mes premiers essais, par M. Lüer, rue et place de l'École-de-Médecine, 12, à Paris ; il se vend de 28 à 30 francs chez ce fabricant d'instruments de chirurgie, et chez les principaux couteliers de Paris.

sement conservée. Je ferai remarquer seulement qu'à l'endroit où les branches se croisent pour s'articuler, chacune doit être évidée à la partie supérieure et dans la moitié de son épaisseur (fig. 1, *a*, *b*; fig. 2, *c*, *d*), afin qu'en faisant passer celle qui est inférieure sur la supérieure, *et vice versâ*, les cuillers se correspondent parfaitement. Le pivot, en outre, est double sur un seul axe; c'est-à-dire proéminent non seulement à la partie supérieure de la branche qui doit le porter, mais encore à la partie inférieure (fig. 1, *e*, *f*); de cette manière, il permet à la branche femelle de s'articuler très facilement avec la branche mâle, lorsque celle-là est au-dessous ou en arrière de celle-ci.

Parmi les différents moyens d'union des deux branches imaginés par les accoucheurs anciens et modernes, j'ai donné la préférence à celui de pivot et de mortaise, qui est le plus usité. Mais si quelques accoucheurs aimaient mieux l'articulation proposée pour la première fois en 1805 par Brünninghausen, chirurgien-accoucheur à Wurtzbourg (1), et adoptée et modifiée dans ces derniers temps par le professeur de Heidelberg, M. Naegelé, ou celle inventée en 1812 par Siebold, professeur à Wurtzbourg (2), articulations qui tiennent toutes deux du pivot et de l'encochure, on pourrait encore employer l'une ou l'autre dans mon forceps. Il faudrait seulement, dans ces cas, que l'évidement fût un peu plus prolongé vers les cuillers, et qu'il allât en diminuant vers les

1) *Über die Extirpation der Bulgeschwülste am Halse, etc., nebst einem Anhange über die verbesserte Geburtszange.* Würtzburg, 1805, mit einem Kupfer.

(2) *Kritik einiger Geburtszangen, nebst Beschreibung, Abdildung und Kritik der von ihm verbesserten.* In ej. Lucina, Bd, 1, Hft. 2, p. 206.

mêmes cuillers, afin de faciliter l'articulation des deux branches (fig. 4, *a*, *t*).

Cet évidement seul aurait suffi pour faire éviter de la manière la plus simple le décroisement. Mais, par suite de cet évidement même, les deux manches avaient perdu quelque chose de leur régularité ; c'est-à-dire qu'ils ne se trouvaient plus sur le même plan. Quoique je fusse bien convaincu, après un grand nombre d'expériences auxquelles plusieurs confrères ont assisté, que ce défaut de régularité ne pouvait, sous aucun rapport, être nuisible dans les manœuvres obstétricales, et qu'il n'empêchait pas les cuillers de conserver une force égale, cependant j'ai encore voulu le faire disparaître, dans le but unique de rendre l'instrument plus élégant. Pour cela, j'ai placé une charnière très solide un peu en-deçà de la mortaise de la branche femelle (fig. 2 et 5, *n*, *o*). Au moyen de cette charnière, le manche qui la porte peut, lorsqu'il dépasse le niveau de l'autre manche, s'abaisser pour se trouver sur le même plan, et s'élever, au contraire, pour la même raison lorsqu'il se trouve au-dessous, comme il arrive quand on fait passer la branche droite sur la gauche, ou *vice versâ* (fig. 3, *s*, *r*). Toutefois je ne dois point passer sous silence que plusieurs accoucheurs penchent à donner la préférence au forceps dépourvu de la charnière que je viens d'indiquer.

Ces trois petites modifications ne changent nullement le parallélisme des cuillers suivant leur grand ou leur petit diamètre. L'articulation, toujours très facile, présente toutes les conditions nécessaires des forceps ordinaires, et les manches conservent leur régularité, à cause de la charnière. Comme quelques forceps portent encore aujourd'hui, à l'extrémité des manches, dans une olive vissée, un perce-crâne ou perforateur d'un côté (fig. 2, v), et un crochet aigu de l'autre (fig. 1, x), rien n'empêcherait de faire ces additions au nouveau forceps. Je dirai cependant que je préfère, avec la plupart des accoucheurs, le forceps sans perforateur, et surtout sans crochet aigu, qui n'a pas une grande prise sur le fœtus, lorsqu'on veut s'en servir, et dont l'usage peut être suivi des désordres les plus graves, qu'il est trop souvent impossible d'éviter. Enfin, quoique j'attache peu de prix au brisement des branches, car il importe peu de porter un instrument dans un étui plus ou moins long, cependant, si on lui donnait la préférence, on pourrait encore l'ajouter au forceps que j'ai imaginé.

Quant au forceps de Smellie, que les accoucheurs anglais emploient le plus souvent pour les cas d'accouchements ordinaires, je fais des essais pour arriver aussi à éviter dans ce forceps le décroisement des branches, et j'espère donner très prochainement un modèle de cet instrument modifié dans ce but.

Persuadé que l'utilité d'un instrument est toujours en raison de son degré de perfection, j'ai tout lieu d'espérer que ce *nouveau forceps, qui a pour but de faire éviter la manœuvre du décroisement des branches*, et qui réunit *toutes* les conditions de *simplicité* et de *solidité* des anciens forceps, aura un avantage notable sur tous ceux employés jusqu'à présent.

Paris, 18 avril 1844.

PARIS. — IMPRIMERIE DE BOURGOGNE ET MARTINET,
RUE JACOB, 30.

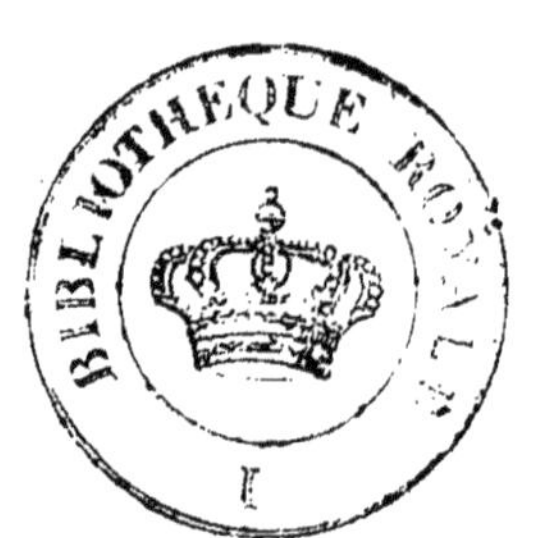

PL. I.

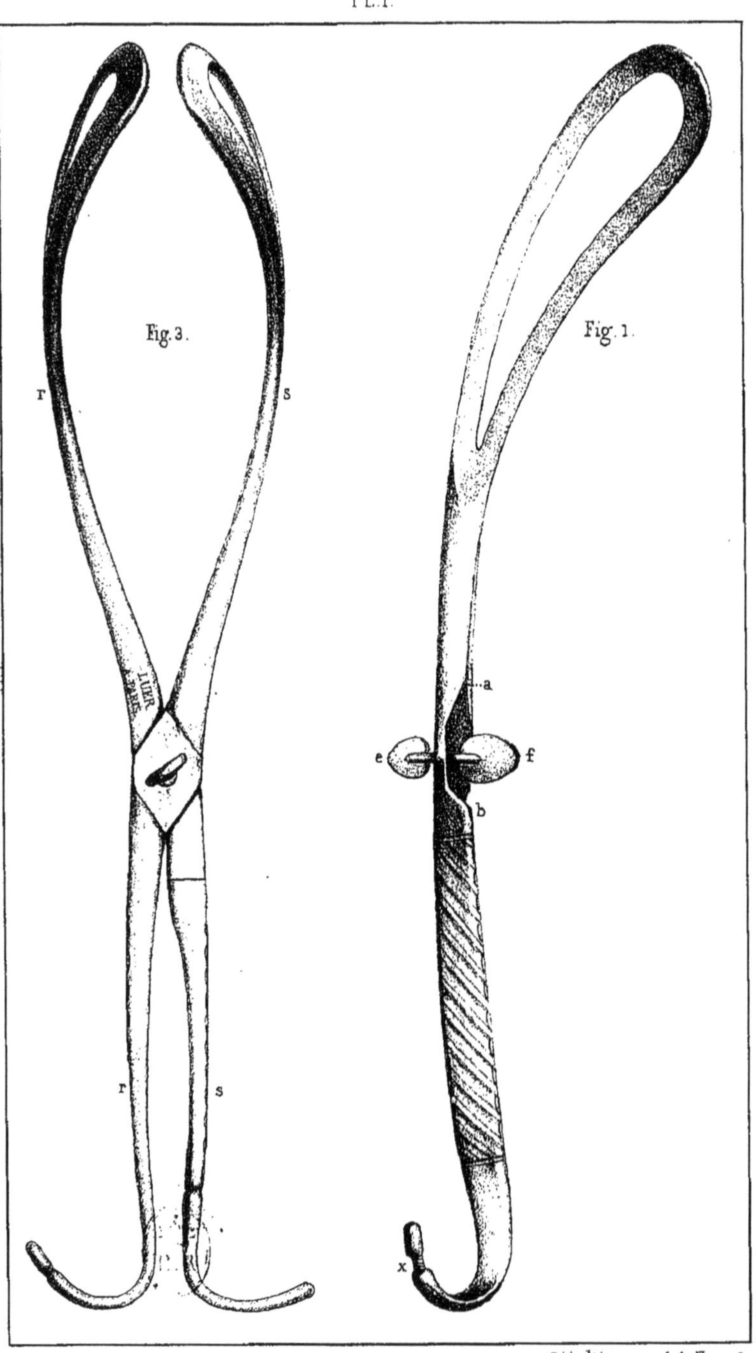

F. Bion del

Lith. d'Artus, rue de la Harpe, 50.

PL. II.

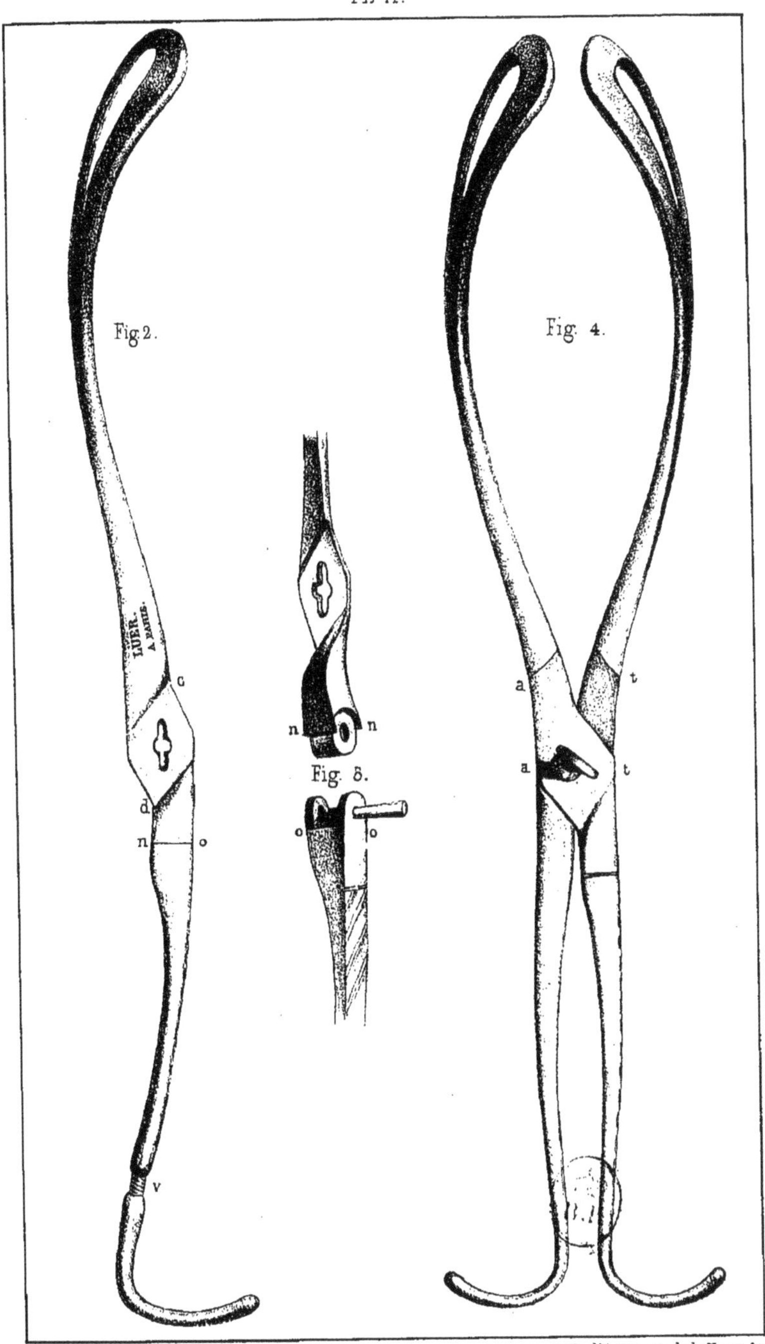

F Bion del.

Lith. d'Artus, rue de la Harpe, 50.

www.ingramcontent.com/pod-product-compliance
Ingram Content Group UK Ltd.
Pitfield, Milton Keynes, MK11 3LW, UK
UKHW020233180726
13838UKWH00005B/2374

9 782329 157511